d $\frac{57}{283}$.

DU

CHOLÉRA-MORBUS

DE

MARSEILLE.

✽

IMPRIMERIE DE L. BOITEL,
QUAI ST-ANTOINE, 36.

✽

DU

CHOLÉRA-MORBUS

DE

MARSEILLE,

PAR

LES DOCTEURS **FRAISSE**, **RAMADIER** ET **BOYRON**,

De Lyon,

Envoyés à Marseille,

SUR LA DEMANDE DU PRÉFET DES BOUCHES-DU-RHÔNE.

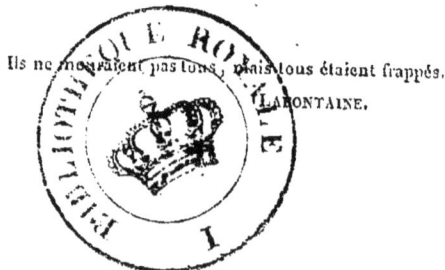

Ils ne mouraient pas tous, mais tous étaient frappés.

LAFONTAINE.

PARIS,

TRINQUART, 9, RUE DE L'ÉCOLE DE MÉDECINE.

LYON,

AYNÉS, SUCCESSEUR DE BABEUF, 2, RUE ST-DOMINIQUE.

1835.

Avant d'exposer les résultats de notre mission,
qu'il nous soit permis de faire connaître ici quelques-unes des circonstances qui s'y rattachent en
dehors des faits médicaux. On nous blâmera peut-
être de ce que, en présence des questions d'intérêt général que nous avions à traiter, nous n'a-
vons pas su faire abstraction de notre personna-
lité, de ce que l'homme ne s'est pas effacé devant
le médecin. Mais, s'il est besoin d'excuse à cette
relation, malgré nous empreinte des couleurs
d'une apologie, quelques mots suffiront sans doute
à notre complète justification. Cette préface ne
s'adresse qu'à nos amis; écrite pour eux et par
déférence pour des conseils que nous avons un
instant repoussés, elle leur retracera, dans ses détails, une expédition qu'ils ont encouragée de
marques trop nombreuses d'assentiment pour que
nous n'ayons pas à cœur de leur prouver, aux

dépens même de notre modestie, que nous nous sommes efforcés de justifier les espérances qu'ils avaient placées en nous. Ajoutons aussi que notre œuvre nous eût semblé incomplète si quelques pages préliminaires ne nous eussent fourni l'occasion de témoigner hautement notre reconnaissance à M. le préfet du Rhône pour l'accueil qu'il fit à notre proposition et aux autorités de Marseille pour l'appui bienveillant que nous avons trouvé auprès d'elles.

Ce fut seulement par les journaux de la ville, et le 28 juillet, que nous apprîmes à la fois et la demande de six médecins adressée à Lyon par la ville de Marseille, et le départ de MM. Monfalcon, Levrat et Colrat. Des motifs de haute prudence n'ayant pas permis de mettre le public dans la confidence de la démarche si tristement significative des autorités des Bouches-du-Rhône, c'est aux communications directes de la préfecture de notre ville que nos confrères avaient dû le privilége de partir dès le 27. Le lendemain 28, après avoir vu M. Terme, président de l'administration des hôpitaux, chargé de compléter le cadre des six médecins appelés à Marseille, nous nous présentâmes chez M. le préfet, réclamant de lui l'autorisation de partir en toute hâte. Mais les nouvelles les plus récentes annonçaient une diminution dans le chiffre cholérique ; les besoins

de la ville malade pouvaient n'être plus les mêmes, et, avant de prendre une détermination,
M. le préfet crut devoir consulter de nouveau
son collègue de Marseille. Une dépêche télégra-
phique fut expédiée à l'instant ; mais l'état de
l'atmosphère n'ayant pas permis de recevoir la
réponse le jour même, notre impatience fut ajour-
née au lendemain. Le 29, dans les premières
heures de l'après-midi, chacun de nous reçut une
lettre conçue en ces termes :

Lyon , 29 juillet 1835.

Monsieur,

Je reçois par le télégraphe une dépêche de mon collègue des Bouches-du-Rhône , qui m'autorise à accep-
ter la proposition que vous avez bien voulu faire d'aller
à Marseille, pour contribuer par vos soins et vos lumières au traitement des personnes atteintes du choléra-morbus.

En vous adressant les remercîmens que mérite un si
louable dévoûment, je vous prie, monsieur, de faire
vos dispositions pour être rendu à Marseille dans le plus
bref délai possible.

Recevez , etc.

Le Préfet du Rhône,
Ch. Rivet.

Le même jour, à 11 heures du soir, nous étions
sur la route de Marseille , commentant l'article
publié le matin par *le Courrier de Lyon*, et

croyant peut-être, sur la foi de ce journal, marcher à la rencontre d'un ennemi devenu plus terrible encore par son alliance avec la *peste*.

Le 31, à 11 heures du matin, nous avions atteint le terme de notre voyage, heureux d'apprendre que, dans son étrange nouvelle, le *Courrier* avait été induit en erreur. Une heure après notre arrivée, nous nous étions mis à la disposition de la préfecture et nous avions vu M. le maire, chargé de répartir les secours médicaux dans les différens quartiers de la ville. L'un de nous fut attaché immédiatement au bureau de la rue de *Grignan*, et, dès le lendemain, il était en fonctions ; les deux autres furent dirigés sur la Vieille-Ville, où l'épidémie sévissant encore avec une fureur qu'elle avait perdue sur d'autres points, rendait désormais insuffisant le nombre des médecins jusqu'alors employés aux *Grands-Carmes*.

Ainsi répartis, nous fûmes, dès les premiers instans de notre arrivée, appelés à voir un grand nombre de malades, et, grâces aux positions qui nous avaient été assignées, nous eûmes le triste mais précieux avantage de pouvoir utiliser l'activité de notre zèle jusqu'au jour de notre départ. Toutefois, quelques symptômes cholériques d'une nature alarmante s'étant manifestés chez deux d'entre nous, ils se virent contraints de suspendre leurs travaux durant quarante-huit heures. Mais, s'ils supportèrent impatiemment le repos momentané auquel les réduisit cette circonstance, ils trouvèrent aussi un dédommagement au sacrifice imposé par la maladie dans les témoignages d'intérêt et de sympathie que leur prodiguèrent les membres des bureaux auxquels ils appartenaient et les médecins de Marseille dont ils avaient partagé les travaux et les fatigues. Parmi ces personnes dont le souvenir nous sera cher à jamais, nous citerons M. Démosthène Olivier, l'un de ces hommes dont la popularité n'est pas l'œuvre d'un jour, mais la récompense d'une vie toute consacrée à la défense des intérêts moraux et matériels du peuple; courageux ami du pauvre, que nous avons vu, au mépris de sa propre santé, parcourant nuit et jour les ambulances et les bureaux sanitaires, et donnant ainsi lui-même l'exemple des vertus qu'il encourageait chez les autres; M. Richard, président du bureau de la rue de Grignan, dont le zèle infatigable et le concours éclairé furent toujours en aide aux médecins appelés à donner des soins aux cholériques; M. le docteur Peyron, investi des doubles fonctions d'inspecteur du service sanitaire et de médecin en chef de plusieurs ambulances, déployant dans cette tâche pénible l'activité incessante du jeune homme et l'expérience du praticien vieilli en quelques mois au contact

de deux épidémies successives; M. le docteur
Monge, auquel nous avons dû de précieux ren-
seignemens sur les médications tentées avant
notre arrivée à Marseille. Une foule d'autres noms
également recommandables par les services qu'ils
rappellent, se pressent ici sous notre plume; nous
les taisons à regret, en confondant de nouveau
dans l'expression de notre gratitude tous ceux
qui vinrent à nous dans cette heure d'épreuve;
car, nous aimons à le redire, ce fut là pour nous
une douce et flatteuse récompense des efforts que
chacun de nous avait tentés pour s'associer d'une
manière utile au dévoûment de ces généreux ci-
toyens.

Ce n'est pas ici le lieu d'aborder la discussion
des faits médicaux observés durant l'épidémie.
Anticiper ainsi sur la partie descriptive de notre
mémoire, ce serait dépasser sans utilité les limites imposées à toute préface; aussi nous borne-
rons-nous à faire connaître notre opinion sur les
moyens de restreindre les ravages du choléra et sur
le rôle important que la médecine nous semble
appelée à jouer au milieu des circonstances où
nous nous trouvons.

Un fait qui nous frappa dès l'abord, ce fut
l'état de malaise accusé par toute la population
de Marseille; ce fait n'est pas d'observation ré-
cente : signalé au contraire par tous les auteurs qui

ont écrit sur le choléra, il est devenu pour eux la preuve incontestable d'une influence épidémique à laquelle nul ne peut se soustraire. Mais, en constatant ce phénomène, ils ont négligé d'en tirer, au profit de l'instruction des villes épargnées jusqu'à ce jour une conséquence toute naturelle que nous relevons ici avec d'autant plus d'empressement qu'elle renferme non-seulement une pensée consolante, mais encore une réponse aux contempteurs de notre art.

Si l'on admet avec nous l'existence constante d'un état de malaise, — et tout Marseille se lèverait ici pour confirmer nos paroles, — on admettra aussi que si cet état a toujours précédé l'invasion cholérique chez les individus atteints, il en est encore un plus grand nombre qui ont eu le bonheur d'échapper à ses funestes conséquences. Quels furent donc les privilégiés? Ceux qu'une sécurité trompeuse ne vint point abuser sur les résultats possibles des accidens qu'ils éprouvaient, ceux que les conseils de la médecine, invoqués en temps utile, ramenèrent bientôt à leur état normal de santé. Quant aux victimes, interrogez les personnes qui ont assisté au début de leur mal : elles vous diront que, plusieurs jours avant celui de l'invasion, les malades se plaignaient de céphalalgie, d'inappétence, de nausées, de coliques sourdes, de selles plus nombreuses et moins

consistantes qu'en temps ordinaire ; mais que, ne
prenant aucun souci de ces dérangemens, ils n'a-
vaient voulu ni modifier leur régime, ni se con-
damner au repos. Sans doute les choses ne se sont
pas toujours et invariablement passées ainsi : des
individus actuellement bien portans, soit qu'ils
eussent échappé jusqu'alors à l'influence épidémique, soit qu'ils l'eussent combattue par des
moyens appropriés, ont pu être frappés à l'im-
proviste ; d'autres, au contraire, offrant la réu-
nion des phénomènes avant-coureurs, ont pu bra-
ver impunément les chances terribles que leur
préparait une vie sans repos et sans régime ;
mais ce sont là les exceptions ; car, nous le répétons avec une conviction que nous serions heureux de faire passer dans l'ame de nos concitoyens:
la médecine peut, dans le plus grand nombre des
cas, prévenir l'invasion de cette cruelle maladie ;
elle peut, sinon arracher à la mort les victimes
que celle-ci a marquées à l'avance, du moins lui
disputer pied à pied le terrain sur lequel elles se
rencontrent ; elle peut, bornant chaque jour les
ravages du fléau, rester enfin seule maîtresse du
champ de bataille. Mais, on ne saurait trop le
redire avec le vieillard de Cos : *principiis obsta*.
Tout le succès est là. Attendre qu'une ville soit
en proie à l'épidémie pour songer à la santé pu-
blique, c'est attendre que l'ennemi ait pénétré au

sein de la cité pour le combattre ; c'est ouvrir imprudemment ses portes à la destruction et à la mort.

Il y eut un jour d'humiliation dans la vie de tout médecin jeté pour la première fois au milieu d'une épidémie cholérique, un jour de découragement et de doute, où il accusa ses lumières d'abord, puis l'art devenu impuissant dans ses mains. Ce jour était venu pour nous, lorsque, face à face avec le choléra de Marseille, nous eûmes sondé toute l'inanité de nos ressources thérapeutiques ; lorsque, répétant les essais tentés avant nous, nous comprîmes le peu de succès réservé à nos efforts ; mais, plus tard, lorsque, interrogeant et les malades échappés à la mort et les parens de ceux qui avaient succombé, nous reconnûmes que tous avaient passé par cet état de malaise, commun à toute la population et si facilement curable ; alors le découragement fit place à l'espoir : car nous avions compris que, s'il n'était pas en notre puissance de ranimer des cadavres, il nous était permis du moins de rétrécir chaque jour le cercle au milieu duquel le fléau venait frapper ses victimes. Une direction nouvelle fut donnée, dès ce moment, à nos efforts. Absorbée aux premiers jours dans une pensée unique, celle de maîtriser les accidens formidables de la maladie confirmée, notre attention se reporta

toute entière sur les phénomènes avant-coureurs.
Partout où l'état de malaise que nous avons signalé s'offrait à nos regards, nous agissions
instantanément et avec toute l'énergie de médication que réclamaient les circonstances. Partout
et toujours, nous obtînmes le succès le plus
complet ; et c'est encore un fait digne de remarque que la facilité avec laquelle nous faisions
disparaître jusqu'aux dernières traces de ce mal
qu'un jour plus tard nous eussions peut-être vainement combattu. Ajoutons, et ceci confirme
pour nous l'excellence de cette mesure, que
nul, à notre connaissance du moins, ne fut pris
du choléra, parmi ceux qui se soumirent au traitement dirigé contre les prodrômes.

Or, nous le demandons à tous : si la médecine
peut ainsi enrayer, à son gré, et dans la plupart
des cas, les phénomènes précurseurs du mal,
n'est-il pas permis d'affirmer que, dans un jour
prochain peut-être, lorsque la sollicitude des praticiens se dirigera vers ce point, dès le début de
l'épidémie ou même à son approche, n'est-il pas,
disons-nous, permis d'affirmer qu'alors le nombre
des victimes diminuera d'une manière constamment progressive? Et ne peut-on pronostiquer,
avec certitude, qu'alors aussi ceux-là seulement
seront atteints, que des excès de tout genre ou
des maladies chroniques au-dessous des ressources

de l'art auront mis hors la loi physiologique, si l'on peut ainsi dire?

Telle est du moins notre croyance personnelle; basée sur les faits nombreux que nous avons observés, elle a revêtu pour nous les formes d'une conviction profonde et désormais inébranlable; elle a relevé notre foi médicale un instant chancelante. Puisse cette croyance passer, vive et entière, dans l'ame de ceux qui nous lisent! Puisse-t-elle, propagée par les hommes qui enseignent le peuple, détruire, jusques dans ses racines, cette épouvantable doctrine du fatalisme si contraire aux véritables intérêts de l'humanité!

C'est entre les soins faciles, dirigés contre l'influence épidémique, et ceux, plus rarement efficaces, prodigués aux cholériques, que s'écoulèrent les heures de notre séjour à Marseille. Le nombre des malades avait diminué; les médecins de la ville suffisaient désormais à la tâche pénible que nous avions partagée jusqu'alors avec eux; et le moment du départ était venu, lorsque chacun de nous reçut une lettre conçue en ces termes:

MONSIEUR LE DOCTEUR,

Instruit du zèle et du dévoûment que vous avez déployés pendant l'épidémie qui a désolé Marseille, je vous prie d'agréer mes remercîmens et ceux des habitans de la ville dont je suis l'interprète.

Nous n'oublierons ni le courage ni le talent dont vous

avez fait preuve dans les périlleuses circonstances où nous nous sommes trouvés.

Veuillez recevoir, Monsieur, avec le témoignage de de notre vive gratitude, l'assurance de ma considéra- tion distinguée,

Le Maire de la ville de Marseille,

Officier de la Légion-d'Honneur,

Max. CONSOLAT.

Quelques jours après notre arrivée, une se- conde lettre, ainsi conçue, nous fut remise par les soins de M. le Préfet du Rhône :

Marseille, le 21 août 1835.

MONSIEUR LE DOCTEUR,

Vous vous êtes empressé d'accourir, à mon appel, porter les secours de votre art au département des Bou- ches-du-Rhône, cruellement affligé par le choléra.

Au moment où votre mission vient de finir, c'est un devoir pour moi de témoigner du zèle et du dévoûment que vous avez mis à son accomplissement. La popu- lation que vous avez secourue gardera un souvenir re- connaissant de vos soins, et je m'estime heureux moi- même de pouvoir être ici l'interprète de ses sentimens.

Permettez que j'y ajoute l'expression de mes senti- mens personnels pour vos services et celle de l'es- time toute particulière que m'a inspirée votre conduite si généreuse.

Recevez, etc.

Le Conseiller-d'Etat, Préfet des

Bouches-du-Rhône,

THOMAS.

CHOLÉRA-MORBUS

DE

MARSEILLE.

Notre intention n'est point de faire ici une des-
cription générale du choléra-morbus épidémique :
assez d'autres ont entrepris cette tâche avant nous.
Nous ne prétendons pas non plus donner une his-
toire complète de la maladie qui a semé la désola-
tion et la mort sur la population marseillaise, mais
voici le but que nous nous proposons en traçant ces
lignes : nous voulons faire connaître quelques par-
ticularités, établissant, au milieu d'un type commun,
des différences notables entre l'épidémie cholérique
que nous avons eue à combattre et celles qui ont
été décrites jusqu'à ce jour. Nous avons d'autant
mieux compris la nécessité de constater ces différences, qu'elles expliquent, pour l'amour-propre
médical, les désappointemens que lui réservait, au
début, l'emploi des traitemens dont l'efficacité semblait avoir été reconnue à Paris et ailleurs. Si cette
manière d'envisager le sujet que nous avons à traiter doit nécessairement resserrer les limites de

notre tâche , elle nous impose aussi l'obligation de donner à cette partie importante de notre travail toute l'extension possible , autant du moins que pourront le permettre et les notes succinctes recueillies par chacun de nous au lit des malades, et les souvenirs rapportés de Marseille et mis en commun depuis notre retour.

On sait que l'invasion des épidémies est souvent précédée d'un état maladif, moins grave, quoique de même nature, qui s'étend sur la presque totalité de la population. Ce phénomène s'est reproduit pour le choléra-morbus, dont l'approche a partout été annoncée par de nombreux dérangemens gastriques et qui a rarement frappé ceux que ces symptômes précurseurs avaient épargnés.

Mais cet état, que nous trouvons désigné, dans plusieurs descriptions, sous le nom de *cholérine* on *choléra léger*, ne nous paraît pas mériter cette dénomination. A moins de vouloir, en temps d'épidémie, qualifier du nom de maladie cholérique toutes les indispositions où l'on observe quelques déjections alvines, il nous semble que de simples coliques, accompagnées d'une diarrhée plus ou moins abondante, ne peuvent prendre place dans le cadre où on les a rangées. Convenons qu'il est de la plus haute importance de fixer l'attention générale sur ce dérangement qui précède la maladie épidémique, mais ne lui assignons pas une place que, de l'aveu même des auteurs qui ont tracé les caractères propres au choléra, elle nous semble ne pouvoir oc-

cuper. A ce sujet, disons notre pensée sur les va-
riétés cholériques que l'on a établies : beaucoup d'auteurs en ont désigné une multitude d'espèces; ils
ont signalé le choléra nerveux, spasmodique, algide,
asphyxique, inflammatoire; l'étude que nous avons
faite de cette maladie ne nous a point appris que
ces degrés divers fussent tout autant d'espèces par-
ticulières, mais bien plutôt les phases variées d'une
même affection qui réclament, sinon le même traitement, du moins une indication analogue et rela-
tive à leur forme ou à leur intensité. Bien que tous
ces degrés ne se succèdent pas toujours chez le même
individu, ils n'en sont pas moins enchaînés entre
eux de telle sorte qu'il est excessivement rare d'observer un malade arrivé à un degré sans qu'il ait
passé par les degrés antérieurs. Au reste, ce que
nous disons ici ne doit point infirmer ce qui a été
écrit sur le choléra des autres localités ; nous ne
faisons que rapporter le résultat de notre observation propre.

La dénomination de *période*, employée pour ca-
ractériser les diverses phases de la maladie, nous
a semblé convenir mieux que toute autre au choléra
de Marseille; et nous la conserverons ici, à l'exemple de quelques auteurs :

Première periode, ou d'invasion;

Deuxième période, ou période algide, bleue, asphyxique ;

Troisième période, ou période inflammatoire, de
réaction.

Tel est le cadre où viendront se ranger les symptômes du choléra confirmé. Quant aux phénomènes avant-
coureurs, nous les comprendrons tous sous le nom
d'*état cholérique*, par la même raison que l'appella-
tion d'*état muqueux* ou d'*état bilieux* est consacrée
pour désigner la position des malades menacés d'une
fièvre muqueuse ou bilieuse.

ÉTAT CHOLÉRIQUE.

L'invasion du choléra a eu lieu quelquefois sou-
dainement avec toute son intensité et tous ses dan-
gers; mais, le plus souvent, c'est après que l'influence
épidémique s'est généralisée que les attaques fou-
droyantes apparaissent; elles n'atteignent d'abord
qu'un petit nombre de personnes au milieu d'une
population toute maladive. Quel médecin, en effet,
appelé auprès d'un cholérique, ne s'est vu consulté
par les amis, parens ou voisins du malade, inquiets
sur leur propre santé, et se plaignant pour la plupart de lassitudes spontanées, de douleurs vagues
dans les membres, d'étourdissemens, de céphalalgie,
d'inappétence et de nausées? A ces phénomènes se
joignaient bientôt des borborygmes, des coliques
sourdes, de plus en plus douloureuses, et bientôt
suivies de diarrhée; pour quelques individus d'un
tempérament nerveux, peu disposés aux affections
gastriques, qui ne ressentent l'influence épidémique
que par des tournoiemens de tête et un certain état
de langueur, combien n'en est-il pas qui éprouvent

des dérangemens dans les fonctions digestives? On
peut donc dire d'une manière générale que la diarrhée est le signe caractéristique de l'état cholérique;
mais si ce phénomène est à peu près constant quant
à son existence, il n'en est pas de même quant à
ses formes. A Paris cette diarrhée était de nature
séreuse, tandis qu'à Marseille elle n'a présenté ce
caractère que dans des circonstances assez rares. Le
malade s'inquiétait peu de son état; si le hasard ou
les conseils de la prudence le mettaient en rapport
avec un médecin, il se rétablissait bien vîte; mais
s'il négligeait les soins indiqués en pareil cas, ne
prenant aucun repos, n'apportant aucune modification dans son régime habituel, ou bien se soumet-
tant aux prescriptions d'un charlatanisme aveugle,
il ne tardait pas à voir son indisposition revêtir des
formes plus graves : il était arrivé à la première période du choléra.

PREMIÈRE PÉRIODE,

OU D'INVASION.

C'était d'abord une véritable continuation de l'état
cholérique dont les symptômes s'aggravaient : douleurs plus vives à l'épigastre et à la région ombili-
cale, déjections alvines plus nombreuses, nausées
plus fréquentes; puis des accidens tout nouveaux,
les vomissemens, les inquiétudes, les picotemens et
les contractions dans les membres, commençaient à
se manifester. Les selles aussi changeaient de carac-

tère : ce n'étaient plus seulement des alimens mal
digérés, mais elles devenaient jaunâtres, bilieuses;
chez certains malades elles perdaient cette teinte au
bout de quelques heures pour n'être plus formées
que d'un liquide séro-albumineux que l'on a comparé à du petit-lait mal clarifié, au milieu duquel
nagent des flocons analogues à des grains de riz bien
cuits. Cette forme de déjections a été signalée comme
un des caractères les plus constans du choléra épidémique ; dans celui de Marseille, nous n'avons pu
constater cette circonstance que sur un petit nombre
de malades ; le plus souvent les matières conser-
vaient leur couleur bilieuse ou prenaient une teinte
verdâtre.

Aux inquiétudes, aux picotemens, aux contractions, que nous avons signalées, succédaient des
crampes, débutant par les extrémités inférieures.
D'abord assez rares, elles devenaient de plus en plus
fréquentes, atteignant successivement les jambes,
les cuisses, les avant-bras et les bras. La face offrait
déjà à cette époque un premier degré d'altération ;
les yeux s'injectaient ; le pouls devenait plus faible ;
la langue, blanche, se couvrait de mucosités ; la
voix faiblissait.

Le sang des saignées, pratiquées à cette période,
était noir, épais, tenace ; la sérosité s'en séparait en
petite quantité et assez rapidement ; celui des scarifications offrait parfois une couleur rosée plus éclat-
tante qu'il n'est ordinaire de le voir en l'état de santé,
dans les artères. Sans doute ce fait paraîtra contra-

dictoire au premier; nous le rapportons néanmoins, car nous voulons dire tout ce que nous avons observé.

Cette première période, dans laquelle des secours prompts et énergiques sauvent encore beaucoup de malades, doit être bien distinguée de la suivante, où les remèdes restent trop souvent sans efficacité. Que les praticiens, appelés à temps, ne mettent donc aucun retard à combattre des accidens que bientôt ils ne pourraient peut-être plus maîtriser : la maladie, abandonnée ou négligée en cet état, passe rapidement à la seconde période.

SECONDE PÉRIODE,

OU PÉRIODE ALGIDE, BLEUE, ASPHYXIQUE.

Les phénomènes qui surviennent alors sont si étranges, leur intensité si grande et leur succession tellement rapide que, quelque prévenus que nous fussions par tout ce que l'on a dit et écrit sur le choléra, nous n'avons pu voir sans effroi le tableau s'en dérouler sous nos yeux.

Aux crampes, rares d'abord, succédaient de véritables convulsions, se renouvelant fréquemment. Le corps, devenu froid, s'était couvert d'une sueur visqueuse; les extrémités, glacées, offraient une teinte légèrement violacée; amaigrie, terreuse et comme desséchée, la face, rembrunie, ressemblait assez à celle d'un vieillard; l'*excavement* des joues et des yeux contrastait avec la saillie des pommettes et des

arcades orbitaires; un cercle large et noirâtre cer-
nait les yeux à demi-fermés et devenus vitreux; les
lèvres et la langue avaient perdu toute chaleur; cette
dernière, molle, noirâtre ou légèrement bleue, devenait parfois tremblante; souvent la respiration,
pénible, haletante, laissait échapper une haleine
plus ou moins froide; le pouls, nul aux radiales,
était à peine sensible aux carotides; les sécrétions
de toute nature étaient diminuées, celle des urines
souvent suspendue. En proie à une faiblesse extrême,
le malade, hors des momens de crise, n'exerçait
plus aucun mouvement. Etendu et comme *jeté* sur
son lit, son état ne saurait être mieux comparé qu'à
celui d'un cadavre qui parle et se meut, et l'on aurait pu croire, en effet, à sa mort, si, de temps en
temps, d'une voix dont le son était comme *fêlé*, il
n'eût sollicité des boissons froides et acidulées pour
calmer sa soif inextinguible. Ajoutons à ce tableau
un dernier fait qu'il est difficile d'expliquer. Au milieu de ce désordre de tous les systèmes et de toutes
les fonctions, au milieu de cette profonde désorga-
nisation de tout l'individu, le malade conservait encore toute l'intégrité de son intelligence, du moins
pour ce qui touchait à sa propre conservation; si
tout ce qui se passait autour de lui paraissait lui être
absolument étranger, il n'en jouissait pas moins de
la faculté de répondre, d'une manière parfois remar-
quablement juste et précise, aux questions qui lui
étaient adressées sur lui-même.

Un tel état de choses ne pouvait se prolonger au-

delà de certaines limites : le malade mourait ou plutôt s'éteignait au bout d'une période qui avait été
une longue agonie, ou bien, sous l'influence d'un
traitement actif, la réaction s'opérait, et il franchis-
sait la seconde période pour passer à la troisième.

TROISIÈME PÉRIODE,

OU PÉRIODE INFLAMMATOIRE, DE RÉACTION.

Ici la scène changeait une seconde fois ; la maladie avait revêtu des caractères franchement inflammatoires ; aux accidens si redoutables que faisait
craindre la seconde période, de nouveaux phénomènes avaient succédé, variables, suivant le mode
de traitement employé et les conditions propres aux
malades. Ces phénomènes acquéraient quelquefois,
dès le début, un degré d'intensité qui faisait trop
souvent prévoir une issue funeste ; souvent aussi, et
c'était le plus ordinaire, ils prenaient une marche
moins rapide, plus modérée et plus accessible aux
agens médicaux ; une terminaison heureuse en était
alors le résultat le plus fréquent.

Dans le premier cas, la transformation de l'état
du malade était brusque et presque instantanée ;
quelques heures avaient suffi pour amener ce changement. Une chaleur sensible de la peau, un léger
mouvement fébrile du pouls, avaient pris la place
du froid glacial du corps et du défaut d'activité de
tout l'appareil circulatoire. La face présentait une
coloration différente, et chacun de ses traits ten-

dait à revenir à ses formes naturelles. Le malade recouvrait promptement une partie de ses forces. Mais cette modification si rapide n'était souvent que le triste prélude d'accidens graves qui amenaient une mort presque certaine ; car, bientôt le mouvement réactionnaire marchait avec une rapidité que les moyens même les plus énergiques ne pouvaient arrêter ; la chaleur vive de tout le corps, l'agitation extrême du pouls, la rougeur de la face, le défaut de sommeil, puis l'assoupissement, le délire, annonçaient la présence d'une congestion cérébrale qui devenait le plus souvent mortelle ; ou bien, le pouls concentré, irrégulier, fréquent, une anxiété profonde, l'oppression, la respiration courte et embarrassée, enfin le râle à grosses bulles, venaient bientôt nous enlever tout espoir de sauver le malheureux en proie à une congestion pulmonaire des plus intenses. Ajoutons un dernier trait à ce tableau, en signalant une complication assez rare, il est vrai, dans l'épidémie de Marseille, mais qui n'en mérite pas moins une mention toute particulière : nous voulons parler de la fièvre typhoïde. Dans ces cas, la stupeur, l'état comateux, l'immobilité du corps, la fixité des yeux, l'apparition de petites taches rouges ou livides sur quelques parties du tronc, le gonflement des parotides, tout cet ensemble enfin nous avait bientôt éclairés sur l'existence d'une complication que déjà quelques médecins nous avaient signalée.

Mais les phénomènes de la réaction n'amenaient pas toujours une terminaison aussi déplorable ; souvent notre art pouvait en atteindre les effets et les modérer; ces cas arrivaient, comme nous le mentionnerons bientôt, à l'article du traitement, lorsque l'action thérapeutique, proportionnée à l'intensité du mal, avait amené la réaction d'une manière lente et modérée. Ici, ce n'était plus cette impétuosité réactionnaire qui annihilait les efforts du médecin; c'était lentement et progressivement que la chaleur de la peau et l'activité du système vasculaire se relevaient, que les sécrétions reprenaient leur cours, que les forces du malade revenaient; puis, suivant une marche toujours ascendante, les phénomènes de réaction offraient alors un caractère d'intensité plus grande : la face se colorait, les yeux reprenaient leur vivacité, la peau se couvrait d'une sueur abondante et halitueuse, les mouvemens du cœur étaient plus accélérés et accusaient souvent un peu d'agitation fébrile; mais cet état, qu'il nous était si facile de combattre, n'offrait plus de danger. Toutefois, le malade ne pouvait espérer un prompt rétablissement après les secousses si profondes qu'il avait éprouvées : aussi une convalescence longue et difficile devenait-elle la suite inévitable de la violence des accidens auxquels il avait eu le rare privilége d'échapper.

Bien que la brièveté de notre séjour à Marseille ne nous ait pas permis de suivre tous nos malades jusqu'à complète guérison, nous dirons ici quelques mots de la convalescence, observée avec soin chez quelques-uns d'entre eux.

Le propre de cette convalescence est de laisser

le malade long-temps affaibli et impressionnable; le moindre changement de température l'éprouve; un écart de régime, une émotion trop vive, amènent des rechûtes; il se trouve aussi bien plus disposé à contracter certaines affections que les individus convalescens de toute autre maladie. Parmi ces affections consécutives, on rencontre parfois l'œdême des extrémités inférieures, ou même une hydropisie générale. Les congestions pulmonaires qui surviennent dans la période de réaction, laissant la poitrine dans une sorte d'état d'engouement, expliquent les pleurésies et les pneumonies que nous avons observées en plusieurs circonstances. Quant au grand nombre d'affections bilieuses et gastriques, prenant dès-l'abord un caractère chronique, il ne faut pas s'en étonner, puisque c'est surtout sur les organes digestifs que le choléra exerce sa fatale influence. Quelquefois aussi la peau devient le siége de phénomènes morbides : on voit des érysipèles de la face, des furoncles au col, sur la poitrine et sur diverses autres parties, ou bien une éruption générale avec des caractères très-variés. Le transport de la maladie à la surface est de bon augure : il annonce un prompt retour à la santé.

Avant de passer outre, essayons de reproduire quelques-uns des traits caractéristiques, donnant, suivant nous, une physionomie particulière au choléra de Marseille. Aidés dans ce travail des souvenirs de celui d'entre nous qui a traversé l'épidémie parisienne, nous ne l'avons entrepris toutefois qu'après avoir acquis la certitude de l'existence constante des phénomènes que nous avions observés en dernier lieu. Les transformations successives à travers lesquelles passe toute épidémie justifiaient la nécessité des informations que nous avons prises à cet égard.

Parmi les différences qui distinguent l'épidémie de Marseille de celle de Paris, quelques-unes nous ont paru se rapporter aux différences naturelles entre le tempérament des hommes du nord et celui des hommes du midi. —

Si les évacuations sont plus constamment bilieuses dans la première de ces villes, si elles ne présentent que rarement le caractère séro-albumineux, ne peut-on pas dire que cette circonstance s'explique par la prédominance hépatique des méridionaux?

Les descendans des Phocéens ont une constitution plus sèche que les habitans des vallées humides de la Seine : est-ce pour cela que, chez eux, on observe moins d'évacuations, des sueurs et des urines plus abondantes? Nous avons vu mourir une femme, dans la période d'asphyxie, sans qu'elle eût éprouvé ni diarrhée ni vomissemens.

Ces différences ne pourraient-elles aussi tenir, en partie du moins, à la saison qui, à Marseille, était la plus chaude de l'année, tandis que le choléra s'est déclaré à Paris par un vent froid et pénétrant? Aussi, dans cette dernière ville, n'a-t-on pas remarqué tout cet abattement qu'occasionnent les excessives chaleurs d'un été de Provence.

Il nous semble que c'est par la même raison que le froid, la coloration en bleu, l'abaissement du pouls, la faiblesse de la voix, étaient au contraire plus manifestes à Paris qu'à Marseille.

Une remarque surtout nous a frappés, c'est qu'à Marseille, quoique le choléra présentât des symptômes moins effrayans et que, sur un nombre donné de malades, il en pérît moins qu'à Paris, la mort cependant était, là, plus inattendue et plus prompte.

———

NÉCROPSIE.

C'est à M. Joanny Périer, sous-aide aux Invalides,
(aide-major aux salles cholériques de l'Hôtel-Dieu
de Marseille), que nous devons de pouvoir consi-
gner ici quelques détails d'anatomie pathologique·
La nature de notre service nous interdisant toute
recherche de ce genre, nous avions eu recours à
M. Périer pour nous faciliter les moyens de com-
bler cette lacune dans l'étude que nous voulions faire
du choléra de Marseille ; et c'est à son obligeance
que nous sommes redevables, non-seulement de l'a-
vantage d'avoir assisté à plusieurs ouvertures cadavé-
riques, mais encore de la possibilité d'enrichir notre
travail des notes suivantes qu'il a bien voulu nous
communiquer.

APPAREIL DIGESTIF. — La présence du *liquide cholérique*, ou mieux d'un enduit crêmeux adhérent, a
été reconnue dans la vessie, vide d'urine, et dans
l'œsophage, partout enfin où se rencontrent des

membranes muqueuses et jusque dans la vésicule
biliaire; celle-ci dans ce cas était fortement injectée
et sablée de points rouges, comme il arrive aussi
pour les portions de ces membranes, à la surface
desquelles se trouve le même liquide. L'*hypérémie*
veineuse était beaucoup plus générale que l'inflammation et la lésion de texture des parois gastro-in-
testinales; celle-là revêtait fréquemment l'apparence
de taches ou plaques *ecchymotiques*, produites par
l'accumulation et la stase du sang dans certaines
touffes capillaires. De même, l'éruption ou le développement anormal des follicules muqueux, isolés et
agminés, a paru d'observation constante. Le bour-
souflement, en quelque sorte œdémateux, des valvules conniventes et l'exagération des villosités, leur
infinie multiplication, pour avoir été observés deux
fois seulement, dans les recherches faites à l'Hôtel-
Dieu, n'offrent pas moins un fait digne d'intérêt.

APPAREIL CIRCULATOIRE. — La vacuité plus ou
moins complète des artères périphériques surtout,
l'engorgement remarquable des trois arbres veineux,
la carbonisation du sang, sa coagulation albumino-
fibrineuse dans le cœur droit, n'ont rien offert qui
n'eût été souvent observé; mais l'occasion de constater la cyanose bien caractérisée s'étant rarement
présentée, dans ces cas même, on a vainement cher-
ché à reconnaître le fait de la stase du sang dans
les vaisseaux osseux en général; fait qui explique,
pour quelques auteurs, la coloration rouge des os.
Il n'en est pas de même des sinus vertébraux et de

ceux de la dure-mère, non plus que des veines di-
ploïques du crâne qui ont paru faire à cette règle
une fréquente exception. L'injection très-prononcée
des deux ordres de vaisseaux et des veines de la dure-
mère surtout, fut encore un phénomène à peu près
constant. Enfin, tout en faisant la part de l'engorgement des gros vaisseaux et de l'injection ou de la
transsudation, à travers le tissu pulmonaire, aux
régions déclives de ces organes, comme si le sang
n'eût obéi qu'aux lois de la pesanteur, on remar-
quait que les poumons, parfaitement sains, étaient
refoulés dans les gouttières vertébrales. Un dernier
fait, que nous tenons du docteur Peyron, terminera
cet article : deux fois, durant la première épidémie
de Marseille, le sérum du sang, extrait de la veine,
lui a présenté les grumeaux albumineux blanchâtres
que l'on rencontre dans le fluide intestinal.

APPAREIL SÉCRÉTOIRE. — Les fonctions diverses
d'exhalation et de sécrétion sont en général consi-
dérablement modifiées ou perverties, soit dans leurs
qualités, soit dans la quantité de leurs produits,
comme le prouvent en particulier et l'aberration des
fluides muqueux et l'enduit gluant et poisseux du pé-
ritoine, tenant lieu de la sérosité qui lubréfie cet or-
gane dans l'état physiologique. Le péricarde et les
plèvres sont quelquefois, dans le même cas, privés
de la majeure partie de leur fluide propre, bien que
le plus souvent ces membranes en contiennent une
très-notable quantité, variablement modifiée dans
sa consistance et sa coloration. L'arachnoïde, au cou-

TRAITEMENT.

Afin de mettre un peu d'ordre dans l'exposition des moyens thérapeutiques auxquels nous avons eu recours, nous diviserons cette partie de notre Mémoire en deux sections. La première, comprenant le tableau des médications que nous avons tentées, sur la foi des avantages qu'on en avait retirés ailleurs, fera connaître exactement la valeur des secours que nous en avons obtenus. La seconde résumera la série des moyens que nous avons été conduits à mettre en usage, après de longs et infructueux essais, et que nous avions adoptés d'une manière à peu près définitive. Quant au traitement, opposé aux phénomènes de l'état cholérique, il se composait, pour nous, de remèdes trop simples et trop usuels pour qu'il soit besoin de lui consacrer un article spécial.

PREMIÈRE SECTION.

La date de notre arrivée au milieu de l'épidémie nous permit d'observer, dès le début, la maladie à

toutes ses périodes et ses périodes à tous les degrés
d'intensité. La médication que nous employâmes d'a-
bord fut la suivante :

Aux malades atteints faiblement, à ceux chez lesquels les phénomènes avant-coureurs avaient seuls
paru, nous administrâmes, dès le principe, les agens
simples préconisés en pareil cas. Souvent nous fûmes
appelés auprès de personnes effrayées, souffrant à
peine de légères coliques, accusant une diarrhée peu
abondante qu'il fallait presque toujours attribuer,
soit à l'influence cholérique, soit à l'épouvante dont
la population était frappée; chez celles-là l'absti-
nence des alimens salés dont les Marseillais font un
grand usage, quelques lavemens laudanisés, avec
l'eau de riz ou l'amidon, la décoction blanche de
Sydenham, la limonade, le repos et surtout des conseils indirects prudemment dirigés contre le senti-
ment de la peur, parvenaient presque toujours à
faire disparaître ces symptômes, en peu de temps.
Rarement nous eûmes, dans ces cas si nombreux, à
continuer nos soins au-delà de trois jours. Si ce terme
était dépassé, c'est que, par suite de la négligence
apportée dans l'application de ces moyens, le mal,
devenu bientôt plus intense, avait revêtu les caractères cholériques.

Venaient ensuite des cas plus graves, de vrais
choléra à la première période; mais ici notre médication était loin déjà de produire des résultats aussi
heureux que dans les cas précédens. La limonade
glacée ou l'eau de riz en boisson; des lavemens de

dain et prolongé se fit entendre, semblable à celui que produirait le dégorgement d'un gaz contenu dans un tube et gagnant la surface de l'eau. Ce phénomène insolite frappa l'opérateur au point de lui faire redouter un accident subit, résultant de l'introduction de l'air dans le vaisseau. La plaie fut aussitôt fermée et le bandage appliqué. L'étude attentive du malade ne fit reconnaître aucune anomalie dans la marche symptomatique de son affection. Quelques jours se passèrent et la convalescence eut lieu. Ce fait incompris resta sans interprétation.

« Le souvenir d'un autre fait semblable que l'un de nous avait observé dans une autre épidémie cholérique, sur la veine médiane basilique droite, ne suffit pas encore pour nous donner le mot de l'énigme. Mais quel fut notre étonnement lorsque, à quelques jours de là, nous remarquâmes, sur le trajet des anfractuosités cérébrales, dans les vaisseaux de la pie-mère, des bulles de gaz aëriforme, limitées par des colonnes du sang noir dont ils étaient gorgés ! Déplacer ces ampoules gazeuses par une alternative et double pression, les faire éclater, à l'aide d'une ouverture pratiquée à la paroi vasculaire, fut pour nous un sujet d'extrême joie; car on devine que nous avions trouvé la solution du problème. Plusieurs docteurs venus de Lyon assistaient à cette opération.

« Dès-lors, ce phénomène attirant toute notre attention, nous découvrîmes constamment les traces de notre *gaz cholérique*, en diverses proportions, dans tout le système veineux. La dissection de ces vaisseaux, dans les membres, nous a surtout offert ces mêmes colonnes gazeuses, souvent longues de deux ou trois centimètres. De même, après avoir pratiqué des ouvertures à l'origine des saphènes, des céphaliques et des basiliques, la pression de haut en bas manquait rarement de donner lieu au dégagement de quelques bulles, rendues sensibles par leur mélange avec le sang.

« Nous en étions là de nos investigations, lorsque nous fûmes instinctivement conduits à les diriger sur le système lymphatique, comme si ce gaz eût été susceptible d'être puisé par l'absorption intestinale, pour être ensuite transporté dans le système veineux. Disséquant donc le canal thoracique dans toute sa longueur, nous le rencontrâmes plus distendu que dans l'état sain; et, comme précédemment, une ouverture pratiquée à ses parois ne nous permit pas de douter qu'il ne fût aussi distendu par un gaz. Une autre fois, après l'avoir suivi jusqu'à son embouchure, après avoir ouvert la veine sous-clavière gauche, la pression de bas en haut fit arriver dans ce vaisseau les bulles de gaz que nous distinguâmes très-bien à leur passage au travers des valvules et de la couche de sang noir qui les masquait.

« Enfin le déclin de l'épidémie semblait devoir nous interdire ce genre de recherches que nous eussions désiré poursuivre dans un intérêt scientifique lorsque deux autres sujets nous fournirent l'occasion d'expériences nouvelles, à l'aide desquelles nous eûmes la satisfaction de constater les mêmes phénomènes. »

traire, et le produit de son exhalation, loin de présenter les mêmes phénomènes, n'ont point, en général, offert de lésion ou de modification appréciables. Les caractères de la vésicule et de la bile sont connus ; une fois, ce réservoir et ses conduits excréteurs, distendus outre mesure, le duodénum et l'estomac contenaient une énorme quantité de bile *cholérique*. Dans le seul cas de rechûte très-grave observé à l'Hôtel-Dieu, cas suivi de guérison, la sécrétion et l'excrétion urinaires n'ont pas cessé de s'exercer régulièrement. Ajoutons enfin qu'en général les canaux déférens et les vésicules séminales étaient gorgés d'un sperme de saine apparence. La sécrétion du lait, bien que diminuée, n'en continuait pas moins chez les femmes cholériques après l'accouchement.

SYSTÊME NERVEUX.—L'examen du système nerveux encéphalo-rachidien n'a rien offert qui puisse se rattacher à quelque état morbide spécial et constant. Parfois et le plus souvent légèrement sablé, le tissu cérébral a paru d'une consistance et d'une densité remarquables ; la moelle parfaitement saine. Les troncs et les rameaux nerveux n'ont rien présenté d'anormal, même dans les cas de crampes les plus intenses, bien que l'on ait rencontré de véritables ruptures des divers faisceaux musculaires de ces régions.

De tous les ganglions, ceux du thorax et de l'abdomen, et les semi-lunaires en particulier, ont été l'objet d'une attention spéciale ; souvent on a pu constater leur état normal, en apparence au moins, mais plus souvent encore on a cru leur reconnaître une coloration rosée ou violacée, un aspect terne, un état d'hypertrophie ou de tuméfaction, une consistance extrà-normale surtout, quelquefois même une apparence de carnification. Dans un cas, le nerf grand splanchnique gauche était le siége d'une ecchymose distincte; plusieurs fois aussi, on a pu constater des altérations analogues sur les ganglions ambians et sur leurs filets de communication.

A cette exposition des faits anatomiques observés par M. Périer, dont les travaux ont été constamment partagés par M. Coudougnès, chef interne à l'Hôtel-Dieu de Marseille, nous ajouterons le récit détaillé des circonstances par lesquelles ces deux médecins ont été conduits à la découverte d'une particularité non encore signalée par les auteurs. Nous ne doutons pas que l'attention des observateurs ne se dirige désormais vers le but nouveau offert à leurs recherches, et nous remercions ici M. Périer de nous avoir autorisés à publier une relation qui nous paraît renfermer le fait pathologique le plus original recueilli durant l'épidémie de Marseille.

« Le 27 juillet, l'un de nous, dit M. Périer, pratiquant une saignée de la veine jugulaire externe droite, sur un cholérique menacé de congestion cérébrale, observa le fait suivant : la veine étant fortement comprimée au-dessous de son ouverture, et le sang s'écoulant avec lenteur, un bruissement souson, de riz, d'amidon, rendus plus actifs par l'addition du laudanum ; des frictions avec l'huile ou l'eau-de-vie camphrées ; les linimens ammoniacaux, tels étaient le plus souvent les moyens que nous mettions en usage.

Pour les malades atteints plus gravement, pour ceux qui étaient en proie à la seconde période ou période algide, notre médication fut sinon semblable, du moins analogue, mais surtout plus énergique. Tous les phénomènes que l'on rencontrait alors devenaient l'indication nécessaire de l'emploi d'une thérapeutique éminemment active, et la mort souvent si prompte des malades nous recommandait la plus grande célérité dans l'application de ces nouveaux moyens.

A cette période, les malades offraient bien peu de chances de guérison, car, de l'avis même de nos confrères de Marseille qui avaient observé la première épidémie, et qui avaient suivi cette dernière depuis son invasion, aucun des cholériques à la période algide ne guérissait. Cependant nous ne pouvions rester inactifs en présence de malades qui respiraient encore. Ici nous n'adoptâmes pas, ainsi que nous l'avions fait pour la première période, un même mode de traitement; nous suivîmes à peu près, dans ces cas désespérés, les indications de tous les auteurs; c'est-à-dire que nous mîmes en usage les frictions avec la flanelle, l'huile d'olive ou de camomille camphrées, les lotions avec l'eau glacée, les infusions de menthe, de camomille, coupées avec parties égales de punch, l'acétate d'ammoniaque en potion, etc.

Tous ces moyens, employés dans la seconde période, comme ceux dirigés déjà contre la première, eurent des résultats bien peu satisfaisans; rarement les premiers s'opposèrent à l'aggravation de la maladie et à son passage de la première à la seconde période; et les derniers n'eurent pas un plus grand effet, car la mortalité était toujours à peu près égale au nombre des malades atteints du choléra algide. Convaincus alors par une triste expérience de l'inefficacité d'une médication qui avait, disait-on, obtenu ailleurs des succès assez constans, nous l'abandonnâmes aussitôt, pour lui substituer la méthode antiphlogistique. Nous fîmes débuter ce traitement par une saignée de 12 à 16 onces; quelques heures après, des sangsues, en nombre variable, suivant l'intensité du mal et les conditions propres au malade, étaient appliquées sur le ventre ou à l'anus. A ces premiers moyens nous ajoutions les cataplasmes émolliens, les lavemens de mauve, l'eau froide ou glacée et la limonade en boisson. Dans la seconde période, les saignées générales étant rendues impossibles par le défaut de circulation, les saignées locales ne nous offraient pas plus de chances d'obtenir le résultat que nous cherchions, car les sangsues se refusaient à mordre ou ne s'attachaient qu'en petit nombre. Pour suppléer à ces deux modes de déplétion, nous essayâmes les scarifications, au moyen de ventouses placées sur la région épigastrique. Les autres dé-

avaient disparu ; la lividité de la face était rempla-
cée par une coloration nouvelle , indice du retour
de la vie ; les yeux étaient devenus vifs et brillans.
Le passage de la seconde à la troisième période s'était
effectué rapidement : la réaction avait eu lieu.

Ici les indications changeaient. Il nous restait à
combattre des phénomènes inflammatoires et le
traitement antiphlogistique devait leur être opposé
dans toute sa vigueur. C'est alors que nous avions
recours aux saignées suivies de l'application de nombreuses sangsues, à des cataplasmes émolliens sur le
ventre, à la limonade en boisson, etc. Mais cette
réaction, que nous venions d'obtenir d'une manière
aussi inespérée, ne nous laissait pas sans inquiétude.
L'apparition des phénomènes provoqués par nos
efforts, faisait naître notre embarras sur un autre
point. Vainement nous opposions un traitement antiphlogistique des plus énergiques : l'état inflammatoire augmentait à chaque instant ; une livre et
demie de sang, enlevée dans un jour, n'en atté-
nuait point la marche. Nos malades venaient d'é-
chapper au choléra algide pour mourir d'une congestion cérébrale ou pulmonaire. La modification
survenue s'était opérée trop brusquement et l'intensité des phénomènes réactionnaires nous parut être
en rapport avec l'activité du traitement employé.
Dès-lors, nous n'avions plus à balancer dans le
choix de nos moyens thérapeutiques : cet échec devenait pour nous un véritable succès, car il nous ou-
vrait la voie des améliorations. Aussi songeâmes-

nous à diminuer les doses auxquelles nous avions
administré notre agent principal : nous ne don-
nâmes plus que 15 à 25 grains d'ipécacuanha, en
infusion, à prendre par cuillerées de quart d'heure
en quart d'heure ; le nombre des sinapismes fut res-
treint de moitié ; du reste, nous continuâmes les
applications de glace sur l'abdomen ; cette indication
nous paraissait naturelle, car, ainsi que nous l'avons
dit ailleurs, toute la chaleur du corps semblait s'être
réfugiée dans les intestins ; la limonade froide ou
même glacée fut toujours donnée ainsi que les lavemens d'amidon laudanisés.

Cette modification dans l'activité de notre traitement nous réussit à merveille. Le travail de la réaction, au lieu de se faire dans quelques heures, se pro-
longeait un jour et davantage ; il nous devenait bien
plus facile dès lors d'en modérer les effets ou d'en
accélérer la marche. Si l'insensibilité du malade ou la
gravité de son état étaient tels qu'ils résistassent à
notre traitement ainsi modifié, la répétition ou l'aug-
mentation des doses venaient à notre secours ; ou
bien, lorsque, comme nous l'avons observé sur des
enfans, nous avions à craindre une trop prompte
réaction, malgré l'atténuation de ces doses, l'application immédiate de sangsues, à l'anus, venait à
l'instant en tempérer les effets.

Malgré la lenteur du développement des phénomènes réactionnaires, malgré la modération que
nous avions, en quelque sorte, imposée à leur marche, nul doute que, si les malades avaient été aban-

nha, jusqu'à dix gouttes. Ce traitement qui, à plus faible dose, au dire des homœopathes, obtient des résultats si heureux dans leurs mains, échoua complètemeut dans celles de notre confrère. Toutefois, son ardeur ne se ralentit pas encore : il voulut poursuivre ses expériences et adopta dès lors une nouvelle marche. Il rejeta cependant les médicamens homœopathiques dont il s'était pourvu, se servit désormais des substances en nature, et les opposa à chaque symptôme pris isolément. Ici, disons-le, sa pratique avait une autre justification que celle que lui fournissait l'homœopathie : il avait pour lui l'exemple de plusieurs médecins de Paris qui ont vanté ce mode de traitement. Ainsi, lorsqu'il rencontrait des coliques accompagnées de diarrhée, il donnait un purgatif tel que le sulfate de soude ou de magnésie, depuis une once jusqu'à une once et demie. Aux vomissemens il opposait quelques grains d'ipécacuanha; quelquefois les vomissemens cédèrent à ce dernier moyen, mais l'aggravation n'en marchait pas moins, car il avait détruit un symptôme sans atteindre le mal lui-même. Rebuté enfin par ces infructueuses tentatives, il ne tarda pas à quitter le sentier homœopathique pour rentrer dans les voies communes.

SECONDE SECTION.

Ainsi amenés à douter de l'efficacité de nos ressources thérapeutiques, nous tournâmes enfin nos regards vers la méthode perturbatrice que nous

avions résolu de ne mettre en usage qu'après avoir
épuisé tous les autres moyens ; en combinant cette
méthode avec l'emploi des révulsifs, nous nous ré-
servions toutefois de modifier notre médication, suivant la marche des accidens et à mesure que de
nouvelles indications s'offriraient à nous.

Nous agîmes d'abord sur des individus chez lesquels la gravité du mal était extrême ; chez lesquels
la circulation était tout-à-fait suspendue, les membres d'un froid glacial, les yeux enfoncés et vitreux,
la secrétion urinaire nulle ; chez les malades enfin
qui nous semblaient n'avoir plus que quelques heures
à vivre.

35 à 45 grains d'ipécacuanha, infusés dans deux
onces d'eau, étaient pris, en quatre doses, dans l'espace d'une heure ; huit emplâtres de moutarde étaient
appliqués sur le corps du malade, deux à chaque
membre, l'un recouvrant les surfaces palmaire et
plantaire, l'autre au bras et au mollet. A ce premier
moyen ou joignait de la glace pilée maintenue sur
le ventre et fréquemment renouvelée, les lavemens d'amidon laudanisés, l'eau de menthe ou quelquefois tout simplement la limonade ou l'orangeade
en boisson. Les premiers effets de ce traitement vinrent ranimer nos espérances : les malades qui y furent soumis et qui, comme nous l'avons dit, semblaient voués à une mort certaine, présentaient,
dans l'espace de quelques heures, un tableau complètement opposé : les membres s'étaient réchauffés ;
le pouls était redevenu appréciable ; les crampes

tails du traitement étaient du reste les mêmes que dans le premier cas.

Ce changement dans notre médication ne nous rendit pas plus heureux dans notre pratique : nos succès étaient aussi douteux par cette méthode que par la première, et les malades, en proie à des accidens formidables, passaient comme les premiers à l'état cyanique.

Jusqu'alors chacun de nous avait à peu près suivi le traitement de ses confrères ; les changemens que nous y avions introduits avaient été discutés en commun et adoptés ensuite pour la pratique. Mais, arrivés au point où nous en étions, voyant que nos traitemens antérieurs n'avaient obtenu que des résultats peu satisfaisans, il nous restait à chercher encore. Il fallait entrer dans la voie des essais ; les désappointemens que nous venions d'éprouver devenaient notre excuse. Alors chacun de son côté se mit à l'œuvre et suivit une marche particulière, tantôt renouvelant des moyens déjà employés, puis rejetés, tantôt n'obéissant qu'aux seules inspirations de sa pensée du moment. L'un donna, *largâ manu*, une potion que le médecin polonais Volowski avait beaucoup employée à Varsovie, et dont la base était l'eau de laurier-cerise. Il voulut ensuite expérimenter quelques remèdes réputés infaillibles (1) : un

(1) Pour quiconque a vu le choléra, l'emploi des remèdes populaires ne paraîtra pas ridicule, car, dans ce *sauve qui peut général*, il y a une excuse aux expérimentations même les moins rationnelles.

mélange d'huile d'olive et de vin, le bouillon uni à la même huile, l'huile de cajeput, vantée dans l'Inde comme le spécifique anti-cholérique. S'il n'essaya pas les spiritueux à l'intérieur, c'est qu'il avait rencontré plusieurs malades chez lesquels le punch coupé avec le tilleul, pris à l'insçu du médecin, n'avait produit aucun bon effet.

Un autre mit en usage les spiritueux à l'extérieur, l'éther en frictions sur l'épigastre ou le long de la colonne vertébrale, le sirop de pointes d'asperges, dans le but de ranimer la sécrétion urinaire, etc.

Un troisième, qui n'avait point été rebelle aux idées proclamées par *Hannemann*, essaya de la méthode de ce novateur. Les faits publiés par les journaux de médecine homœopatique et les prétendues merveilles, obtenues dans le choléra par les agens qu'elle emploie, l'engagèrent à faire quelques tentatives; mais, moins orthodoxe que les rigoristes disciples du maître et peut-être moins converti qu'eux encore à l'infaillibilité de la décillionième partie d'un grain d'une substance, il crut devoir se permettre des doses un peu plus élevées; il y était autorisé d'ailleurs par le conseil de quelques médecins allemands et par ceux d'un homœopathe de notre ville. Il porta donc les doses des substances à deux, quatre et même huit gouttes de teinture dans de l'eau simple. C'est ainsi que le cuivre, si vanté, fut administré, d'abord en teinture homœopatique, puis à l'état de sulfate, d'acétate; la teinture de veratrum, prônée comme non moins efficace, la teinture d'ipécacua-

donnés aux seuls efforts de la réaction, ils ne fussent tombés bientôt dans l'état inflammatoire, le plus dangereux; car, quelqu'énergique qu'ait été notre médication antiphlogistique, il nous est arrivé, dans certains cas, de ne pouvoir nous rendre maîtres de cette tendance et de voir succomber nos malades en proie aux accidens d'une violente congestion; l'aggravation de cette période était si rapide que cinq ou six heures de retard suffisaient pour soustraire le mal à la puissance des moyens les plus actifs.

Aussitôt que paraissaient les premiers phénomènes de la réaction, une saignée de dix à seize onces était pratiquée; sept ou huit heures après, une seconde, quelquefois même une troisième, ont été nécessaires lorsque le mouvement réactionnaire devenait redoutable; concurremment avec les saignées, des sangsues, en nombre variable, étaient appliquées sur divers points du corps, suivant les apparences de localisation des phénomènes inflammatoires; sur le trajet des carotides, par exemple, lorsque la congestion que nous redoutions paraissait se diriger vers le cerveau. Ce traitement se complétait par les moyens indiqués plus haut.

Les succès inespérés que nous avions obtenus, dans la période algide, par les moyens que nous venons d'indiquer, devaient nous engager à les appliquer, avec quelque modification toutefois, au traitement de la période d'invasion. Les résultats de cette tentative confirmèrent bientôt nos espérances. L'ipécacuanha administré à des doses plus faibles, les topi-

ques irritans promenés sur les membres inférieurs,
les lavemens amilacés, l'eau ou la limonade glacée,
étaient également dirigés contre les symptômes de
cette période. Si quelques autres accidens se mani-
festaient, ils étaient combattus par des moyens appropriés. Quelquefois cependant, nous vîmes les
coliques et la diarrhée persister encore, malgré l'emploi de ces divers agens ; dans ces cas, nous eûmes
recours à la décoction blanche de Sydenham, et
presque toujours nous parvînmes ainsi à maîtriser la
persistance de ces derniers phénomènes.

Une fois que nos malades, hors de toute atteinte
inflammatoire, étaient en voie de guérison, nous
les engagions à se faire transporter dans les ambulances ; car, indépendamment de la longueur présu-
mée de la convalescence, notre service était trop
actif pour nous permettre de visiter tous ceux chez
lesquels le repos, le régime et les moyens thérapeutiques les plus simples devaient suffire désormais.
Quelques-uns se refusant obstinément à quitter leur
domicile, nos soins leur devenaient indispensables,
et nous les visitions chaque jour.

Il est sans doute inutile de dire que, dans la
convalescence, la différence des cas demande des
médications différentes ; mais il est quelques précau-
tions utiles à tous les convalescens cholériques :
comme de se préserver du froid, d'éviter toute fa-
tigue de corps ou d'esprit, de ne manger ni trop ni
trop peu. Si le malade accuse une faim insatiable,
signe d'une irritation gastrique persistante, son ré-

gime doit être très-sévère; si, au contraire, il manque d'appétit, l'usage de l'eau de Seltz et de quelques amers réussit à merveille.

On peut administrer des purgatifs contre la constipation, mais en choisissant les plus doux, de peur de ramener la diarrhée, symptôme toujours fâcheux et qui dispose aux rechûtes. Ajoutons ici que l'on ne saurait trop recommander au convalescent de combattre ce dernier phénomène dès son apparition, car, dans le cas de recrudescence de la maladie, il aurait à redouter des accidens plus graves qu'à la première invasion.

Pour résumer tout ce qui précède, répétons ici que parmi les moyens, expérimentés par nous dans les premiers instans de notre arrivée à Marseille, il n'en est aucun qui nous ait semblé mériter la réputation d'efficacité dont ils ont tous, et à des degrés divers, joui à Paris et ailleurs. Lorsque nous eûmes à les opposer aux symptômes de la première période, nos succès furent si rares que nous dûmes le plus souvent les attribuer aux efforts médicateurs de la nature ou bien à la faible intensité du mal que nous avions à combattre. Les services qu'ils nous rendirent dans la seconde période ne furent ni plus nombreux ni plus évidens, car presque toujours il nous fut impossible de faire passer les malades à la période de réaction.

Par le traitement que nous adoptâmes ensuite, après de longues hésitations justifiées par le bouleversement que son emploi introduisait dans nos habitudes thérapeutiques, nous obtînmes de véritables succès; succès assez nombreux et soutenus pour avoir inspiré à d'autres médecins l'idée d'expérimenter après nous. Loin de nous toutefois la pensée de vouloir nous attribuer le mérite de cette médication: préconisé dans plusieurs ouvrages sur le choléra, déjà employé par l'un de nous durant l'épidémie parisienne, essayé à Marseille même, au dire de quelques praticiens de cette ville, l'ipécacuanha est, sans contredit, un des agens que la médecine ait le plus souvent invoqués contre cette terrible maladie. Aussi notre insistance sur ce point avait-elle pour but unique de faire connaître les avantages résultant de l'association constante d'un médicament bien connu avec les divers autres moyens mis en œuvre d'après nos inspirations personnelles. En signalant nos insuccès des premiers jours avec la franchise d'une conscience qui se sent à l'abri de tout reproche, peut-être aurons-nous été assez heureux pour éviter à ceux qui viendront après nous des essais trop souvent funestes. A ce prix, nous aurons atteint le but de nos efforts.

4.

QUELQUES

OBSERVATIONS

RECUEILLIES

A MARSEILLE.

PREMIÈRE OBSERVATION.

—

Choléra léger ou à la première Période.

Benoît Carrière, 40 ans, demeurant rue du Prat, 11, (Vieille-Ville).

Depuis quelques jours, cet homme éprouvait du malaise, des coliques suivies de selles de couleur verdâtre ; il se plaignait de douleurs de tête, d'inappétence et d'insomnie. Attribuant cette indisposition à l'extrême chaleur qui régnait, en ce moment, à Marseille, il ne songeait point à y porter remède, lorsque, le 5 août au soir, des accidens plus graves se déclarèrent. Un de nous fut alors appelé auprès de ce malade qu'il trouva dans l'état suivant :

Crampes légères dans les extrémités inférieures, coliques accompagnées de selles assez fréquentes; quelques vomissemens. Du reste, nul autre symptôme cholérique : la face était animée, le pouls petit, mais bien sensible ; les membres avaient conservé leur chaleur.

Prescription : Saignée de 12 onces ; lavemens d'amidon laudanisés ; limonade glacée en boisson.

Le 6 au matin, la maladie avait acquis beaucoup plus de gravité. Les coliques et la diarrhée avaient augmenté de fréquence ; les vomissemens, plus abondans que la veille, amenaient, comme les selles, le débordement de matières d'une couleur foncée noire verdâtre ; des crampes très-douloureuses avaient envahi les membres pelviens ; la sécrétion urinaire, encore active la veille au soir, était presque nulle en ce moment.

Prescription : La médication de la veille n'ayant pu s'opposer à l'aggravation du mal, nous lui substituâmes 15 grains d'ipécacuanha ; les révulsifs furent appliqués sur les extrémités ; la limonade glacée et les lavemens furent continués.

Le 7, le malade se trouvait mieux : les crampes avaient diminué d'intensité ; les coliques étaient moins vives, la diarrhée moins fréquente ; les vomissemens avaient persisté, les urines n'avaient pas reparu.

Prescription : Un emplâtre, avec 12 grains de tartre stibié, sur l'épigastre ; continuation des mêmes moyens.

Le 8, les urines ont reparu, mais en petite quantité ; les vomissemens se répètent moins souvent ; toujours un peu de diarrhée.

Prescription : On ajoute aux moyens précédens la décoction blanche de Sydenham avec addition d'une once de sirop de pointes d'asperges.

Le 9, la diarrhée n'existe plus; un seul vomissement a eu lieu; le malade a uriné deux fois. Il se plaint de douleurs à l'épigastre; la langue est blanche au centre, rouge à la pointe; le pouls est plein et fréquent.

Prescription : 12 sangsues à l'épigastre; limonade cuite; potion gommeuse.

Le 10, les douleurs épigastriques se sont dissipées; le malade se lève, manifeste de l'appétit; quelques cuillerées de crême de riz lui sont accordées. Il est en pleine convalescence.

DEUXIÈME OBSERVATION.

Choléra léger ou à la première Période.

Joseph Puget, âgé de 12 ans.

Cet enfant souffrait depuis quelques jours de coliques et de diarrhée. L'imprévoyance de son âge ne lui permit pas de réclamer d'abord les secours de la médecine; mais cette indisposition ayant bientôt revêtu des caractères alarmans, le 8 août l'un de nous fut appelé et trouva le malade dans l'état suivant :

Les coliques étaient sourdes, profondes et presque continues ; la diarrhée et les vomissemens abondans ; les matières rejetées offraient une couleur bilieuse. La face était abattue ; il y avait douleur vive à la tête , crampes légères dans les membres inférieurs ; les urines étaient plus rares que dans l'état de santé ; le pouls fort ; la température du corps à peu près normale ; le malade faible et très-inquiet.

Prescription : 12 sangsues à l'anus ; 15 grains d'ipécacuanha en infusion ; limonade ; demi-lavemens d'amidon et de pavots : sinapismes aux mollets.

Le 9, le malade se trouve mieux : les crampes n'ont pas reparu ; les douleurs de tête sont moins vives ; les vomissemens moins fréquens ; la diarrhée persiste avec la même intensité.

Prescription : Lavemens de mauve; cataplasmes de farine de graines de lin sur le ventre ; nouvelle application de moutarde ; limonade édulcorée avec le sirop de coings.

Le 10 ; il n'y a eu que trois selles diarrhéiques depuis hier ; les vomissemens se sont arrêtés ; les urines ont repris leur cours ordinaire. Le malade demande des alimens.

Prescription : Continuation des mêmes moyens ; un peu de bouillon coupé.

Le 11 ; les matières fécales ont repris leur consistance normale. Les forces sont presque complètement revenues. Le malade se lève et se promène.

TROISIÈME OBSERVATION.

—

Choléra algide ou à la seconde Période.

Marguerite Durand, âgée de 26 ans, demeurant rue des Carmélites, 18.

Cette femme, grande, forte, brune, jouissait habituellement d'une bonne santé. Depuis 5 ou 6 jours, suivant le rapport des personnes qui l'entouraient, elle se plaignait d'un *dérangement ;* elle éprouvait des coliques vagues, suivies de selles se répétant trois ou quatre fois par jour et amenant des matières un peu noires et très-liquides ; l'appétit avait diminué ; les jambes étaient faibles ; quelques frissons s'étaient manifestés à plusieurs reprises.

Cette femme n'avait eu recours à aucun remède, lorsque, dans la nuit du 7 au 8 août, elle fut comme *frappée* de coliques violentes ; des vomissemens abondans vinrent se joindre à la diarrhée devenue fort intense ; les déjections, nous fut-il rapporté, étaient de couleur verdâtre. Au moment de notre arrivée, le 8, à 9 heures du matin, la malade était couchée sur le dos, paraissant préférer cette position à toute autre. Elle éprouvait des crampes presque continuelles, de vraies convulsions musculaires. Les mains et les pieds étaient froids, les ongles des doigts et des orteils commençaient à bleuir. La face était brune et profondément altérée, les yeux enfoncés, à demi-fermés et presque vitreux ; les lèvres

la langue et la respiration sans chaleur. Le pouls,
nul aux radiales, était à peine sensible aux carotides.
Les sécrétions avaient beaucoup diminué, celle des
urines surtout. La région abdominale était le siége
d'une chaleur brûlante. La respiration était anxieuse,
mais la voix avait peu faibli, et, à l'exception de ce
symptôme, la malade offrait la plupart des phénomènes caractéristiques du choléra algide; elle n'accu-
sait, d'ailleurs, aucune douleur si ce n'est celle pro-
duite par les crampes.

Prescription : 25 grains d'ipécacuanha, à prendre,
durant la matinée, dans deux onces d'eau simple;
quatre sinapismes, un à chaque membre; glace pilée, maintenue sur le ventre au moyen d'une vessie;
deux demi-lavemens amilacés et laudanisés, à donner
dans la journée; limonade pour boisson ordinaire.

Le même jour, à neuf heures du soir, la malade
se trouvait déjà mieux; des vomissemens, plus vio-
lens encore avaient succédé à l'administration de
l'ipécacuanha; mais bientôt ils s'étaient ralentis; la
circulation s'était un peu ranimée; le pouls se per-
cevait aux radiales; la chaleur de l'abdomen semblait s'être répartie sur tout le corps. La face avait
perdu de sa coloration brune; les yeux étaient plus
vifs. La langue n'avait pas repris sa température ordinaire; l'air expiré présentait toujours le même
phénomène; les urines étaient à peu près nulles; la
diarrhée persistait, mais les selles étaient un peu
moins fréquentes.

Prescription : Nouvelles applications de glace sur

le ventre ; demi-lavemens amilacés et laudanisés ; limonade.

Le 9, à 10 heures du matin, lorsque nous visitâmes la malade, la réaction était complètement établie ; la chaleur était générale ; le pouls continuait à se relever ; la langue, chaude, offrait une couleur rosée ; les vomissemens n'avaient pas reparu ; la diarrhée existait encore, mais à un faible degré. La sécrétion urinaire ne s'était pas rétablie. La malade se plaignait de douleurs de tête ; les yeux étaient vifs et animés, la face très-colorée.

Prescription : Saignée de dix onces ; cataplasmes de farine de graines de lin sur le ventre ; lavemens avec la décoction de mauve ; orangeade en boisson.

Le 9, au soir, l'état de la malade était le même ; les phénomènes de la réaction étaient restés stationnaires, et ce signe devenait pour nous l'indice certain d'une guérison prochaine. La partie inférieure de la joue gauche et le menton offraient une rougeur insolite ; la malade se plaignait de chaleur dans cette partie. La diarrhée s'était arrêtée.

Prescription : Continuation des mêmes moyens.

Le 10, au matin, un érysipèle simple avait succédé à la rougeur de la face ; du reste, même état ; quelques douleurs de tête.

Prescription : Dix sangsues sous les branches de la mâchoire ; continuation des mêmes moyens.

Le 10, au soir, la malade se trouvait tout-à-fait bien ; les douleurs de tête étaient fort légères ; le pouls régulier. L'inflammation érysipélateuse de la

face n'offrait rien de particulier. La malade sollici‑
tant des alimens, quelques cuillerées de crême de
riz lui furent accordées. Le 11, l'érysipèle présen‑
tait çà et là quelques petites pustules, mais l'état
général était satisfaisant. La malade prit quelques
alimens et se leva.

Réflexions. Cette malade offre un exemple frap‑
pant de choléra grave, promptement enrayé dans sa
marche par une médication énergique. Nous citons
ce cas de préférence à tout autre, à cause de la sin‑
gularité de sa terminaison qui nous explique peut‑
être la modération des phénomènes réactionnaires.
On se rappelle que cette femme était jeune et forte;
ces conditions devaient nous faire craindre une vive
réaction : cependant, comme on l'a vu, elle fut, si‑
non lente, du moins sans exagération et sans acci‑
dens.

***

QUATRIÈME OBSERVATION.

—

Choléra algide ou à la seconde Période.

Antoine Roland, âgé de 66 ans, concierge, de‑
meurant rue de la Paix, 9.

Dans la nuit du 8 au 9 août, à 3 heures du ma‑
tin, on vient réclamer des secours pour cet homme.
M. Lachaume, élève interne à l'Hôtel-Dieu de Mar‑
seille, lui donne les premiers soins. A 8 heures du
matin, à notre arrivée auprès du malade, nous ap‑

prenons qu'après avoir éprouvé quelques frissons pendant la nuit, il a été pris tout-à-coup de coliques, de diarrhée et de vomissemens. Au moment de notre visite, le malade présentait les phénomènes suivans: face grippée, amaigrie; yeux injectés, rétractés dans leurs orbites; vomissemens abondans de matières jaunes verdâtres, tandis que les déjections diarrhéiques étaient de couleur légèrement blanchâtre, mêlées d'un peu de matières fécales par petits grumeaux isolés, et de quelques flocons albumineux; les extrémités étaient froides, la voix altérée, le pouls radial très-faible, vermiculaire; les pulsations de la carotide un peu plus appréciables; la langue, épaisse, blanchâtre, recouverte de mucosités; les urines suspendues; le malade dans un état d'affaissement interrompu seulement par l'acuité des douleurs que lui causaient des crampes fréquentes.

Prescription : Lavement d'eau de mauve, avec demi-once d'hydrochlorate de soude et de chlorure de sodium; infusion de fleurs de bourrache, de tilleul et de feuilles d'oranger; pour frictions, liniment camphré, éthéré, auquel on ajoute quelques gouttes d'huile de cajeput; 20 grains d'ipécacuanha, à prendre en trois fois; deux larges sinapismes aux extrémités.

A deux heures, les secousses et les efforts de vomissement ont amené un peu de moiteur; le pouls s'est relevé; la face est un peu plus animée; les conjonctives rouges; la langue sèche; les déjections ont conservé le même caractère; les crampes arrachent des cris au malade; les urines restent supprimées.

Prescription : Même liminent, eau de riz en boisson; lavemens d'amidon avec quelques gouttes de laudanum de Rousseau.

A 7 heures du soir, le malade est plus tranquille; il a goûté quelques heures de repos, pendant lesquelles il n'a eu ni selles, ni vomissemens, ni crampes; la circulation capillaire est devenue plus active; le pouls est plein; la face perd son aspect cholérique; la respiration n'offre rien de particulier.

Prescription : Infusion de mauve, gommée; sirop des quatre fruits; glace à l'intérieur; même lavement que le matin.

Le 10, à midi; les vomissemens et les crampes n'ont pas reparu; une selle liquide a eu lieu vers neuf heures du matin. La face est rouge, les yeux animés, le pouls plein et fort; le malade éprouve une soif vive; il y a chaleur à la peau et un peu de douleur à l'épigastre.

Prescription : Saignée de six onces; deux quarts de lavement de mauve; cataplasmes de farine de graines de lin sur le ventre; limonade cuite.

Le 11; les urines ont coulé dans la soirée; le malade est mieux.

Même prescription.

Le 12, même état que la veille; on permet un peu de bouillon au malade, qui réclame des alimens.

Le 13, les alimens sont augmentés; les fonctions se rapprochent de plus en plus de l'état physiologique. Le malade se lève et se promène dans la chambre.

CINQUIÈME OBSERVATION.

—

Choléra algide ou à la seconde Période.

Emilie Dunois, âgée de 5 ans, demeurant rue de Castillon , 9.

Depuis quelques jours cette enfant se plaignait de coliques et de diarrhée, de douleurs de tête et d'insomnie; mais, comme elle ne jouissait pas ordinairement d'une bonne santé, ses parens avaient fait peu d'attention à ce malaise, lorsque, le 5 août au soir, elle fut prise, immédiatement après son dîner, de vomissemens abondans et de coliques suivies de selles diarrhéiques fréquentes. En deux heures les traits de son visage s'étaient altérés au point de la rendre méconnaissable. Un élève eu médecine la vit d'abord et lui prescrivit de l'eau de menthe , des lavemens avec la décoction de riz , des frictions avec l'huile de camomille camphrée. Ce traitement ne put s'opposer aux progrès de la maladie.

Le 6, au matin, lorsque nous visitâmes la malade, elle présentait le tableau le plus complet de la période algide : refroidissement de tout le corps, des extrémités surtout, celles-ci offrant déjà quelques traces de cyanose ; cadavérisation de la face; yeux caves, troubles , entourés d'un cercle livide; crampes douloureuses aux extrémités inférieures , langue fraîche; voix presqu'éteinte; respiration pénible; l'air expiré sans chaleur; absence du pouls à la radiale ; pulsations de la carotide à peine sensibles; urines nulles; vomissemens fréquens de matières jaunâtres mélées de flocons albumineux; diarrhée de même nature.

Prescription : 10 grains d'ipécacuanha en deux doses ; quatre sinapismes ; glace pilée sur le ventre ; deux demi-lavemens avec l'amidon et le laudanum; recommandation d'agir en toute hâte.

Dans la soirée du même jour, la réaction commençait à s'opérer et s'annonçait déjà sous des formes redoutables.

Prescription : 10 sangsues à l'anus; cataplasmes de farine de graines de lin sur l'abdomen; sinapismes aux jambes; limonade glacée en boisson.

Le 7 ; les phénomènes réactionnaires ne s'étant point ralentis dans leur marche, une seconde application de douze sangsues fut faite à l'anus; on continua les autres moyens.

Dans la soirée du même jour, la malade était un peu plus calme; le pouls avait perdu de son agitation du matin et de la veille.

L'état d'indigence où se trouvaient les parens de cette malade ne leur ayant pas permis de la garder plus long-temps auprès d'eux, elle fut transportée à l'ambulance et confiée aux soins d'un autre médecin.

SIXIÈME OBSERVATION.

Choléra algide ou à la seconde Période.

L'observation suivante nous a semblé devoir prendre place ici, à cause de la singularité de la maladie,
dans la succession des phénomènes qu'elle a présentés, à cause de sa gravité soutenue, de sa longue
durée et de la circonstance de l'allaitement.

Virginie Brémont, 25 ans, demeurant rue du Palmier, 1.

Cette femme nourrissait lorsque, à quelques coliques accompagnées d'une diarrhée légère, indisposition qu'elle n'avait combattue par aucun moyen,
succéda tout-à-coup, dans la journée du 1er août, un
état cholérique des plus graves. L'invasion avait eu
lieu une heure avant notre arrivée. Nous trouvâmes
la malade dans l'état suivant : froid extrême des membres ; coloration plutôt brunâtre que cyanique des extrémités thoraciques et abdominales ; face décomposée, déjà comme amaigrie, au dire des personnes qui
l'entouraient ; yeux caves, entourés d'un cercle livide,
enfoncés dans leurs orbites ; crampes douloureuses
et fréquentes aux extrémités inférieures ; langue
brune et froide ; voix *fêlée* ; respiration difficile ;
haleine froide ; pouls encore appréciable, mais petit
et faible ; selles et vomissemens de matières brunes ;
point d'urines.

Prescription : Infusion de thé ; demi-lavemens

amilacés avec une tête de pavot; liniment ammo-
niacal et opiacé en frictions; sinapismes aux membres inférieurs. On recommande de ne plus essayer
de donner le sein à l'enfant.

Le même jour, trois heures après, les crampes
ont cessé; le pouls s'est relevé; la chaleur est un
peu revenue; la malade est légèrement assoupie;
elle se plaint de céphalalgie et de quelques douleurs
à la région épigastrique; les selles et les vomissemens continuent; urines toujours nulles.

Prescription : Limonade glacée, par cuillerées;
demi-lavemens amilacés avec le pavot; nouvelle application de moutarde aux jambes.

Le 2 août; les crampes ont reparu; le pouls est
encore appréciable, mais plus faible qu'hier à notre
seconde visite; les selles et les vomissemens ont perdu
de leur fréquence; la céphalalgie persiste; la malade
a uriné pour la première fois depuis l'invasion. Les
jambes et les avant-bras sont froids.

Prescription : Mêmes moyens; frictions avec le
liniment déjà employé; moutarde aux avant-bras et
aux jambes.

Le 3 août; le pouls s'est un peu relevé; la chaleur des extrémités est un peu plus marquée que
dans la journée d'hier; il existe toujours de la céphalalgie; de plus, douleur et gonflement des seins;
les crampes ont cessé.

Prescription : Mêmes moyens; application de lin-
ges chauds sur les seins.

Le 4 août, au matin; la diarrhée et les vomissemens, qui avaient presque complètement cessé, ont repris quelque intensité durant la nuit; les jambes se sont réchauffées; les avant-bras sont toujours froids et offrent, en ce moment, une teinte cyanique. La soif est extrême; les seins toujours tuméfiés et douloureux.

Prescription : limonade glacée; cataplasmes de riz sur les seins; demi-lavemens avec l'amidon et le pavot; sinapismes aux avant-bras.

Le 5 août; légère diminution de la diarrhée et des vomissemens; les avant-bras ont repris un peu de chaleur, sans avoir perdu entièrement leur coloration bleuâtre; soif toujours extrême; langue rouge sur les bords, limoneuse au centre; aggravation de la céphalalgie; la sécrétion urinaire se fait bien.

Prescription : 12 sangsues à l'anus; continuation des autres moyens.

Le 6 août; les vomissemens n'ont pas reparu; la diarrhée continue; plus de céphalalgie, mais douleurs abdominales. Soif intense; langue dans le même état qu'hier.

Prescription : mêmes moyens; cataplasmes sur l'abdomen.

Le 7 août; retour de la céphalalgie; quelques nausées; plus de diarrhée.

Prescription : limonade glacée; suppression des lavemens; 6 sangsues derrière chaque oreille.

Le 8 août; deux sangsues seulement ont mordu à la partie antérieure de l'oreille; la céphalalgie cependant est un peu moins violente; la langue, moins limoneuse au centre, offre toujours une vive rougeur sur les bords et à la pointe; les nausées n'ont pas reparu; la diarrhée a cessé complètement. La face a repris son expression naturelle et n'indique plus que de l'abattement.

Prescription : limonade; lavemens d'eau de mauve; pédiluves sinapisés; quelques cuillerées de crême de riz.

Le 9 et le 10; amélioration de plus en plus marquée: la malade garde encore le lit; mais, dit-elle, à cause de sa faiblesse extrême; elle accuse beaucoup d'appétit. Nous accordons quelques potages. La malade est en pleine convalescence.

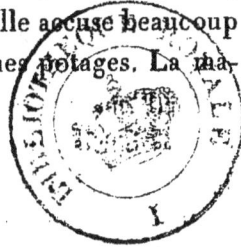

FIN.

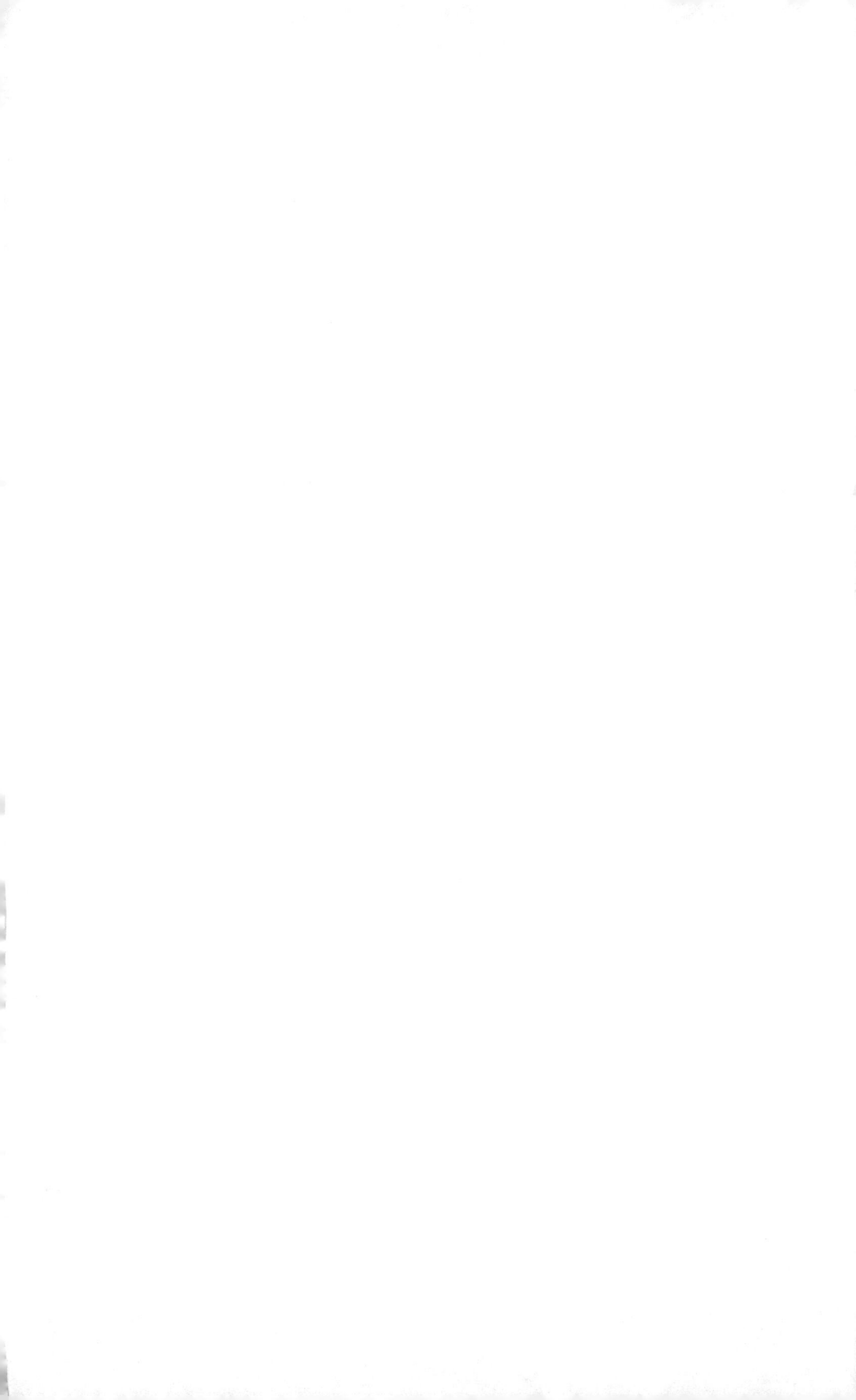

www.ingramcontent.com/pod-product-compliance
Lightning Source LLC
Chambersburg PA
CBHW070855210326
41521CB00010B/1931